# Italienische Küche:

# Grundstufe

Titel: Italienische Küche: Grundstufe

Autor: Giovanni Locati

# INDEX

# EINLEITUNG

In diesem Buch präsentiere ich eine Sammlung von sehr einfachen Rezepten, die nützlich sind, um die ersten Schritte in der italienischen Küche zu gehen, die Zutaten kennenzulernen und sich mit den Kochtechniken vertraut zu machen.

Zu lernen, wie man ein gutes Nudelgericht oder ein Fischfilet kocht, kann einfach sein, aber Sie müssen die richtigen Schritte befolgen, um die besten Ergebnisse in Bezug auf Geschmack und Textur zu erzielen.

Wenn Sie eine gewisse Vertrautheit erlangt haben, können Sie auf die Rezepte der mittleren Stufe und dann auf die Rezepte der schwierigen Stufe zugreifen.

# PASTA
# GERICHTE

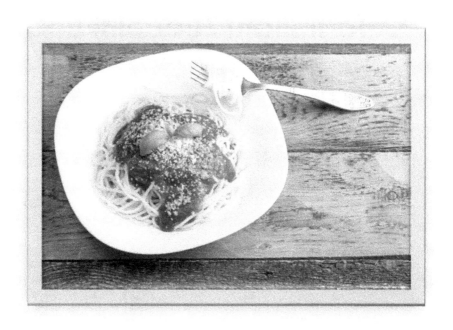

# Tortiglioni Zucchini und Speck

Zubereitung: 25 Minuten

Schwierigkeitsgrad: leicht

## Zutaten für 4 Personen:

- ❖ 400g Tortiglioni
- ❖ 30 g Butter
- ❖ 1 Zwiebel
- ❖ 2 Zucchinis
- ❖ 50 g Speck
- ❖ Geriebener Parmesankäse

# Verfahren

1. Geben Sie die Butter in die Pfanne und lassen Sie sie schmelzen, dann geben Sie die gehackte Zwiebel zum Anbraten hinein.

2. Schneiden Sie die Zucchini in Runden und geben Sie sie bei niedriger Hitze in die Pfanne.

3. Füllen Sie einen Topf mit Wasser und stellen Sie ihn auf den Herd. Wenn es kocht, geben Sie die Tortiglioni hinein.

4. Würfeln Sie den Speck und geben Sie ihn zusammen mit den Zucchini in die Pfanne.

5. Wenn die Tortiglioni fast gar sind, geben Sie sie zusammen mit den Zucchini in die Pfanne und fügen eine Kelle Kochwasser von den Nudeln hinzu.

6. Lassen Sie es für 5 Minuten laufen. Den Herd ausschalten, mit Parmesan bestreuen und servieren.

# Risotto mit Steinpilzen

<u>Zubereitung: 40 Minuten</u>

<u>Schwierigkeitsgrad: leicht-mittel</u>

## Zutaten für 4 Personen:

- ❖ 400 g Carnaroli-Reis
- ❖ 150 g Butter
- ❖ 300 g Steinpilze
- ❖ 1 Zwiebel
- ❖ 1 Glas Weißwein
- ❖ 1 Staudensellerie
- ❖ 1 Karotte
- ❖ 1 Zwiebel
- ❖ Geriebener Parmesankäse

# Verfahren

1. Geben Sie die Zwiebel, die Karotte und den Sellerie in einen Topf mit Wasser und kochen Sie es, um Gemüsebrühe herzustellen.

2. Geben Sie die Hälfte der Butter in einen kleinen Kochtopf und schmelzen Sie sie.

3. Geben Sie den Reis hinzu und rösten Sie ihn 3 Minuten lang.

4. Geben Sie die Steinpilze hinein, nachdem Sie sie gründlich gewaschen haben. Geben Sie den Wein hinzu und warten Sie, bis er verdampft ist.

5. Gießen Sie die Gemüsebrühe nach und nach hinzu und rühren Sie dabei weiter. Die Brühe muss immer kochen, um den Garprozess nicht zu verlangsamen.

6. Wenn der Reis gekocht ist (15-17 Minuten), schalten Sie die Hitze aus. Die restliche Butter und den Parmesankäse hinzufügen und eindicken lassen.

# Trofie mit Pesto

Vorbereitung: 20 Minuten

Schwierigkeitsgrad: leicht

## Zutaten für 4 Personen:

- ❖ 400g Trofie
- ❖ 50 g Pinienkerne
- ❖ 200 g Basilikum
- ❖ 50 g grüne Bohnen
- ❖ 50 g Kartoffeln
- ❖ 70 g geriebener Pecorino-Käse
- ❖ 70 g geriebener Parmesankäse
- ❖ 1 Knoblauchzehe
- ❖ Pfeffer

# Verfahren

Für das Pesto:

1. Geben Sie den Knoblauch, Salz und Pfeffer in einen Mörser und zerstoßen Sie sie.

2. Fügen Sie die Basilikumblätter hinzu und schlagen Sie weiter, wobei Sie nach und nach einen Spritzer Öl hinzufügen.

3. Fügen Sie die Pinienkerne hinzu und schlagen Sie sie, wobei Sie weiterhin ein wenig Öl hinzufügen.

4. Mit dem geriebenen Käse abschließen.

Für die Nudeln:

5. In einem Topf mit kochendem, gesalzenem Wasser, gießen Sie die grünen Bohnen und geschälten Kartoffeln. Wenn sie gar sind (20 Minuten), gießen Sie sie in eine Terrine und bewahren Sie das Kochwasser auf.

6. In dem Wasser, in dem Sie das Gemüse gekocht haben, gießen Sie die Trofie. Kochen Sie sie 3 Minuten lang.

7. Die Trofie in der Suppenterrine mit den Kartoffeln und grünen Bohnen abtropfen lassen. Geben Sie das Pesto dazu und mischen Sie es gut durch, fügen Sie Pfeffer und Parmesan nach Geschmack hinzu.

# Lasagne

Zubereitung: 160 Minuten

Schwierigkeitsgrad: leicht-mittel

## Zutaten für 4 Personen:

- ❖ 10 Blätter Lasagne-Teig
- ❖ 200 g Tomatensauce
- ❖ 300 g Rinderhackfleisch
- ❖ 1 Zwiebel
- ❖ 1 Karotte
- ❖ 100 g Speck
- ❖ 1 Staudensellerie
- ❖ 50 g Butter
- ❖ 1 Liter Milch
- ❖ 50 g Mehl 00
- ❖ Muskatnuss
- ❖ Pfeffer

# Verfahren

1. Zwiebel, Karotte und Sellerie in einen Topf mit kochendem Wasser geben und Gemüsebrühe herstellen.
2. Schneiden Sie den Speck in Würfel. Gießen Sie es in eine Pfanne mit etwas Öl.
3. Fügen Sie die gehackte Karotte, den Sellerie und die Zwiebel hinzu.
4. Fügen Sie das Rindfleisch hinzu und drehen Sie die Hitze hoch.
5. Nach 10 Minuten die Tomatensauce hinzufügen. Etwa 2 Stunden kochen, dabei ab und zu Gemüsebrühe zugeben und umrühren.
6. Geben Sie die Milch in einen Kochtopf und schalten Sie die Hitze ein. In einer Pfanne die Butter schmelzen und das Mehl hinzufügen.
7. Gießen Sie die Milch in die Pfanne und mischen Sie gut, fügen Sie die Muskatnuss hinzu. Die Béchamelsauce ist fertig.
8. Nehmen Sie eine Auflaufform und bestreichen Sie diese mit Butter. Geben Sie eine Schicht Fleischsauce und eine Schicht Béchamelsauce hinzu und legen Sie das erste Nudelblatt darauf.
9. Reiben Sie etwas Parmesankäse darüber und geben Sie ein weiteres Nudelblatt hinzu.
10. Fügen Sie eine Schicht Fleischsauce und eine Schicht Béchamelsauce hinzu. Machen Sie so viele Schichten, wie Sie möchten (ich mache 6)
11. Bei 200 Grad in den Ofen schieben. 30 Minuten backen und kochend heiß servieren.

# Rigatoni alla Gricia

Vorbereitung: 20 Minuten

Schwierigkeitsgrad: leicht

## Zutaten für 4 Personen:

- ❖ 400 g Rigatoni
- ❖ 200 g Bacon
- ❖ 100 g geriebener Pecorino-Käse
- ❖ Pfeffer

# Verfahren

1. Schneiden Sie den Bacon in Würfel. Geben Sie es in eine Pfanne ohne Öl oder Butter.

2. Kochen Sie es 10 Minuten lang. Das Fett der Bacon sollte schmelzen, aber nicht verbrennen.

3. Bringen Sie einen Topf mit Salzwasser zum Kochen und geben Sie die Rigatoni hinein.

4. Wenn sie gar sind, geben Sie sie zusammen mit den Bacon und einer Kelle Kochwasser in die Pfanne.

5. Servieren Sie sie mit reichlich geriebenem Pecorino-Käse und einer Prise Pfeffer.

# Paccheri mit Ricotta und sonnengetrockneten Tomaten

Vorbereitung: 30 Minuten

Schwierigkeitsgrad: leicht

## Zutaten für 4 Personen:

- ❖ 400g Paccheri
- ❖ 200 g Tomatensauce
- ❖ 100 g Ricotta
- ❖ 1 Zwiebel
- ❖ 50 g getrocknete Tomaten
- ❖ 50 g Mandeln
- ❖ Pfeffer

# Verfahren

1. Kochen Sie einen Topf mit Salzwasser. Geben Sie die Paccheri hinein und prüfen Sie, ob sie gar sind (sie brauchen etwa 20 Minuten).

2. Die Zwiebel hacken und in einer Pfanne mit reichlich Öl anbraten.

3. Schneiden Sie die sonnengetrockneten Tomaten in Streifen und geben Sie sie in die Pfanne. Nach 2 Minuten den Ricotta und den Pfeffer hinzufügen.

4. Die Tomatensauce hinzufügen und 15 Minuten köcheln lassen.

5. Wenn die Nudeln gekocht sind, lassen Sie sie in der Pfanne mit der Sauce abtropfen und lassen Sie sie weitere 5 Minuten ziehen.

6. Fügen Sie gehackte Mandeln und etwas Pfeffer hinzu und servieren Sie es am Tisch.

# Spaghetti mit Sardinen

Vorbereitung: 30 Minuten

Schwierigkeitsgrad: leicht

## Zutaten für 4 Personen:

- ❖ 400 g Spaghetti
- ❖ 1 Zwiebel
- ❖ 10g Kapern
- ❖ 50 g schwarze Oliven
- ❖ 4 Sardellenfilets
- ❖ 1 Esslöffel Chili
- ❖ Petersilie

# Verfahren

1. Die Zwiebel hacken und in einer Pfanne mit reichlich Öl anbraten. Fügen Sie die Chilischote hinzu.

2. Geben Sie die Anchovis in die Pfanne. Kochen Sie sie und zerkleinern Sie sie mit einem Holzlöffel.

3. Hacken Sie die Oliven und Kapern und geben Sie sie in die Pfanne. Gut umrühren.

4. Kochen Sie die Spaghetti in einem Topf mit kochendem Salzwasser.

5. Lassen Sie sie in der Pfanne zusammen mit einem Glas Kochwasser abtropfen. Gut mischen.

6. Mit Petersilie bestreuen und servieren.

# Gnudi

Zubereitung: 40 Minuten

Schwierigkeitsgrad: leicht

## Zutaten für 4 Personen:

- ❖ 400 g Ricotta
- ❖ 400 g Spinat
- ❖ 8 Eier
- ❖ 80 g Semmelbrösel
- ❖ 40 g Mehl 00
- ❖ 100 g Butter
- ❖ Geriebener Parmesankäse
- ❖ Salbei

# Verfahren

1. Reinigen Sie den Spinat. Kochen Sie sie 5 Minuten lang und entfernen Sie überschüssige Flüssigkeit.

2. Hacken Sie den Spinat fein, sobald er abgekühlt ist.

3. Geben Sie sie zusammen mit den Eigelben der 8 Eier, dem Paniermehl, dem Ricottakäse, dem Mehl und dem Parmesankäse in eine Schüssel.

4. Mischen Sie, bis die Mischung dickflüssig ist. Formen Sie aus dieser Mischung Kugeln. Die ideale Dosis ist 10 pro Person.

5. Schmelzen Sie die Butter und den Salbei in einer Pfanne.

6. Kochen Sie die Gnudi 2 Minuten lang in kochendem Salzwasser. Dann lassen Sie sie in der Pfanne abtropfen und schwenken sie unter Zugabe von geriebenem Parmesankäse.

# Penne al Baffo

<u>Vorbereitung: 15 Minuten</u>

<u>Schwierigkeitsgrad: leicht</u>

## Zutaten für 4 Personen:

- ❖ 400 g Penne Rigate
- ❖ 1 Liter Sahne
- ❖ 200g gekochter Schinken
- ❖ 50 g Tomatensauce
- ❖ Petersilie
- ❖ Pfeffer

# Verfahren

1. Schneiden Sie den gekochten Schinken in kleine Stücke und geben Sie ihn in eine Pfanne mit reichlich Öl. Kochen Sie es 5 Minuten lang.

2. Gießen Sie die Sahne und die Tomate hinein. Lassen Sie die Sauce 15 Minuten lang unter ständigem Rühren eindicken.

3. In einen Topf mit reichlich Salzwasser die Penne geben. Geben Sie eine Kelle des Kochwassers in die Pfanne.

4. Lassen Sie die Nudeln in der Pfanne abtropfen und kochen Sie sie 5 Minuten bei niedriger Hitze.

5. Servieren, mit Petersilie und Pfeffer bestreuen und servieren.

# Gnocchi alla sorrentina

Vorbereitung: 60 Minuten

Schwierigkeitsgrad: leicht-mittel

## Zutaten für 4 Personen:

- ❖ 1 kg Kartoffeln
- ❖ 2 Eier
- ❖ 200 g Mozzarella
- ❖ 100 g Mehl 00
- ❖ 40 g Grieß
- ❖ 1 Knoblauchzehe
- ❖ 400 g Tomatenpüree
- ❖ 8 Basilikumblätter
- ❖ 100 g Mozzarella
- ❖ Geriebener Parmesankäse

# Verfahren

1. Legen Sie die Kartoffeln auf ein Backblech und backen Sie sie für ca. 30 Minuten.

2. In einer Pfanne die Knoblauchzehe, die Tomatensauce und das Basilikum anbraten. Kochen Sie 15 Minuten lang.

3. Sieben Sie das Mehl auf ein Schneidebrett. Die Kartoffeln darin zerdrücken.

4. Während die Kartoffeln noch heiß sind, die Eier aufschlagen und das Eigelb hineingießen. Mischen Sie die Mischung gut. Mit einem Tuch abdecken.

5. In einem Topf Salzwasser kochen. Nehmen Sie jeweils ein Stück des Teigs, um die Gnocchi zu formen, und streuen Sie etwas Grieß darüber.

6. Gießen Sie die Sauce in eine Auflaufform. Die Gnocchi 1 Minute lang in kochendes Wasser tauchen, abtropfen lassen und zusammen mit der Sauce in die Schüssel geben. Mischen Sie sie und fügen Sie einen Spritzer Öl hinzu.

7. Legen Sie den gewürfelten Mozzarellakäse und den Parmesankäse darauf. Bei 190 Grad backen und 20 Minuten backen.

# Tortiglioni alla Carcerata

Vorbereitung: 20 Minuten

Schwierigkeitsgrad: leicht

## Zutaten für 4 Personen:

- ❖ 400g Tortiglioni
- ❖ 200 g Wurst
- ❖ 100 ml Sahne
- ❖ 1 Zwiebel
- ❖ 200 g Tomatenpüree
- ❖ 1 Glas Cognac
- ❖ Ein Esslöffel Chili
- ❖ Petersilie

# Verfahren

1. Die Zwiebel hacken und in einer Pfanne anbraten.

2. Entfernen Sie die Wurst aus dem Darm, schneiden Sie sie in kleine Stücke und geben Sie sie in die Pfanne.

3. Gießen Sie den Cognac ein und lassen Sie den Alkohol verdampfen. Fügen Sie die Tomatensauce hinzu und lassen Sie die Sauce 10 Minuten lang eindicken.

4. Kochen Sie die Tortiglioni in Salzwasser. Lassen Sie die Nudeln in der Pfanne mit der Sauce abtropfen und geben Sie gleichzeitig die Sahne hinzu. Gut umrühren.

5. Auf einem Teller anrichten und mit Petersilie und etwas Chili verfeinern.

# Farfalle mit Kichererbsen und Fenchel

Vorbereitung: 30 Minuten

Schwierigkeitsgrad: leicht

## Zutaten für 4 Personen:

- ❖ 400 g Farfalle
- ❖ 200 g Kichererbsen
- ❖ 1 Karotte
- ❖ 1 Zwiebel
- ❖ 50 g wilder Fenchel
- ❖ 1 Glas Wein
- ❖ Ein Esslöffel Chili
- ❖ Pfeffer

# Verfahren

1. Die Zwiebel und die Karotte hacken und in einer Pfanne anbraten. Fügen Sie die Chili hinzu.

2. Gießen Sie das Glas Wein ein und lassen Sie den Alkohol verdampfen.

3. Die Kichererbsen hineingeben und ca. 10 Minuten kochen.

4. In einem Topf mit Salzwasser die Farfalle kochen.

5. Lassen Sie die Nudeln in der Pfanne mit den Kichererbsen abtropfen. Fügen Sie den Fenchel hinzu und kochen Sie ihn 3 Minuten lang.

6. Servieren und mit etwas Pfeffer abschmecken.

# Spaghetti mit Gorgonzola und Walnüssen

Vorbereitung: 20 Minuten

Schwierigkeitsgrad: leicht

## Zutaten für 4 Personen:

- ❖ 400 g Spaghetti
- ❖ 200 g Gorgonzola
- ❖ 100 g Taleggio-Käse
- ❖ 1 Zwiebel
- ❖ 8 Walnüsse
- ❖ Pfeffer

# Verfahren

1. Die Zwiebel hacken und in einer Pfanne anbraten.

2. Kochen Sie die Spaghetti in einem Topf mit Salzwasser.

3. Entfernen Sie die Haut vom Taleggio-Käse, schneiden Sie ihn in Stücke und geben Sie ihn in die Pfanne. Lassen Sie es für 3 Minuten laufen.

4. Geben Sie den Gorgonzola in die Pfanne. Lassen Sie es köcheln, bis sich die Käsesorten vermischen und eine Creme bilden.

5. Knacken Sie die Walnüsse. Die Hälfte davon zur Seite legen, die andere Hälfte zerbröseln und in die Pfanne geben.

6. Geben Sie die Spaghetti zusammen mit einer Kelle Kochwasser in die Pfanne. Mit Pfeffer bestreuen.

7. Servieren und mit den restlichen Walnüssen garnieren.

# Paccheri Brokkoli und Wurst

Vorbereitung: 20 Minuten

Schwierigkeitsgrad: leicht

## Zutaten für 4 Personen:

- ❖ 400g Paccheri
- ❖ 150 g Brokkoli
- ❖ 200 g Wurst
- ❖ 1 Esslöffel wilder Fenchel
- ❖ 1 Knoblauchzehe
- ❖ 1 Chili
- ❖ Geriebener Pecorino-Käse

# Verfahren

1. Geben Sie die Paccheri in reichlich Salzwasser und kochen Sie sie 20 Minuten lang.

2. In eine Pfanne mit reichlich Öl die Knoblauchzehe, die Chili und den wilden Fenchel geben. Nach 5 Minuten den Brokkoli dazugeben.

3. Entfernen Sie den Knoblauch, wenn er goldbraun ist. Die zerbröckelte Wurst hineingeben und 10 Minuten lang kochen.

4. Lassen Sie die Nudeln in der Pfanne abtropfen. Gießen Sie eine Kelle des Kochwassers hinzu und kochen Sie weitere 2 Minuten.

5. Mit Pecorino-Käse bestreuen und servieren.

# Linguine mit Meeresfrüchten

Vorbereitung: 30 Minuten

Schwierigkeitsgrad: leicht

## Inhaltsstoffe

- ❖ 400 g Spaghetti
- ❖ 150 g Muscheln
- ❖ 150 g Venusmuscheln
- ❖ 150 g Garnelen
- ❖ 10gr Petersilie
- ❖ 1 Glas Weißwein
- ❖ 1 Knoblauchzehe
- ❖ Pfeffer

# Verfahren

1. Waschen und entfernen Sie den Sand von den Venus- und Miesmuscheln.

2. Geben Sie reichlich Öl in eine Bratpfanne und braten Sie den Knoblauch an. Entfernen Sie es nach 5 Minuten.

3. Geben Sie die Muscheln und Venusmuscheln in die Pfanne mit dem Öl. Nach 5 Minuten gießen Sie das Glas Weißwein ein.

4. Sobald sich die Muscheln geöffnet haben, legen Sie die Garnelen ebenfalls hinein.

5. Füllen Sie einen Topf mit Wasser und stellen Sie ihn auf den Herd. Wenn es kocht, geben Sie die Linguine hinein.

6. Wenn die Linguine fast gar sind, geben Sie sie in die Pfanne mit dem Fisch und fügen Sie eine Kelle des Kochwassers von den Nudeln hinzu.

7. Wenn sie gar sind, mit Pfeffer und Petersilie bestreuen und servieren.

# Bucatini alla Carbonara

Vorbereitung: 20 Minuten

Schwierigkeitsgrad: leicht

## Zutaten für 4 Personen:

- ❖ 400 g Bacon
- ❖ 100 g Pecorino-Käse
- ❖ 4 große Eier
- ❖ 400 g Spaghetti
- ❖ Pfeffer

# Verfahren

1. Würfeln Sie den Speck. Geben Sie es in eine Pfanne ohne Öl oder Butter.

2. Schlagen Sie die Eier auf und schlagen Sie sie in einer Schüssel mit einem Küchenbesen oder einer Gabel auf. Pecorino-Käse und Pfeffer hinzufügen und mischen. Die Mischung sollte dickflüssig sein.

3. Stellen Sie einen Topf mit Salzwasser auf den Herd. Wenn es kocht, geben Sie die Bucatini hinein.

4. Wenn die Nudeln fast gar sind, geben Sie sie zusammen mit einer Kelle Kochwasser in die Pfanne.

5. Schalten Sie die Hitze aus und gießen Sie das Ei und den Pecorino-Käse hinein. Wenn er zu dick ist, fügen Sie eine weitere Kelle Kochwasser hinzu.

6. Gut mischen und mit reichlich gemahlenem Pfeffer und mehr Pecorino servieren.

# FLEISCHG
# ERICHTE

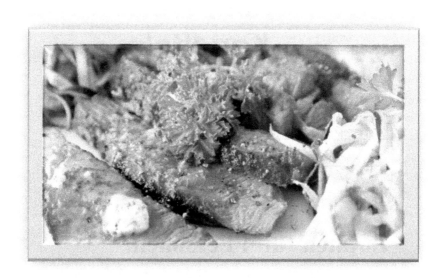

# Würstchen, Wusterl und Kartoffeln

Vorbereitung: 30 Minuten

Schwierigkeitsgrad: leicht

## Zutaten für 4 Personen:

- ❖ 400 g Würstchen
- ❖ 4 Würstchen
- ❖ 200 g Kartoffeln
- ❖ 1 Zweig Rosmarin
- ❖ 100 g Speck
- ❖ Pfeffer
- ❖ Paprika

# Verfahren

1. Kochen Sie die Kartoffeln in einem Topf mit kochendem Wasser. Etwa 10 Minuten.

2. Wenn sie gekocht sind, lassen Sie sie abkühlen. Schneiden Sie sie dann in Würfel.

3. In einer Pfanne mit reichlich Öl den Speck anbraten. Wenn es gut gebräunt ist, die in Runden geschnittenen Wusterl dazugeben.

4. Geben Sie die Kartoffeln und den Rosmarinzweig in die Pfanne. Etwa 15 Minuten kochen.

5. Servieren und mit einer Prise Pfeffer und Paprika abschließen.

# Lamm in Barolo

Zubereitung: 10 Stunden und 40 Minuten

Schwierigkeitsgrad: leicht-mittel

## Zutaten für 4 Personen:

- ❖ 4 Lammkoteletts
- ❖ 1 Liter Barolo
- ❖ 1 Lorbeerblatt
- ❖ Thymian
- ❖ Pfeffer
- ❖ Muskatnuss
- ❖ 150ml Gemüsebrühe
- ❖ 3 Möhren
- ❖ 1 Zwiebel

# Verfahren

1. Das Fleisch marinieren: In eine Auflaufform das Fleisch zusammen mit Thymian, Lorbeerblatt, Pfeffer, Rosmarin und der Hälfte des Barolo-Weins geben. Legen Sie sie in den Kühlschrank und lassen Sie sie 10 Stunden lang stehen.

2. Nehmen Sie das Gericht aus dem Kühlschrank. Waschen Sie das Lamm gut und trocknen Sie es ab.

3. Braten Sie die Zwiebel in einer Pfanne mit reichlich Öl an. Das Lamm mit Rosmarin und Thymian hinzufügen und 10 Minuten kochen.

4. Gießen Sie den Barolo ein und kochen Sie 20 Minuten weiter.

5. Mit der Gemüsebrühe aufgießen und 10 Minuten weiterkochen.

6. In einer Pfanne die Karotten und die Zwiebel anbraten. Wenn das Lammfleisch gar ist, geben Sie es in die Pfanne und kochen es weitere 2 Minuten.

7. Mit Pfeffer und etwas Muskatnuss bestreut servieren.

# Tagliata mit Parmesanspänen

Vorbereitung: 20 Minuten

Schwierigkeitsgrad: leicht

## Zutaten für 4 Personen:

- ❖ 4 Chianina-Steaks
- ❖ 1 Zweig Rosmarin
- ❖ 100 g Parmesan-Flocken
- ❖ Chili
- ❖ Thymian
- ❖ Pfeffer

# Verfahren

1. In einer Pfanne mit etwas Öl die Chili und den Rosmarin.

2. Die Steaks von beiden Seiten salzen und pfeffern, dann in die Pfanne legen. Kochen Sie 5 Minuten oder wie gewünscht.

3. Mit einem Teil des Salats anrichten. Reiben Sie ein paar Parmesanspäne über die Steaks und mahlen Sie Pfeffer.

# Tagliata mit Parmesanspänen

Vorbereitung: 20 Minuten

Schwierigkeitsgrad: leicht

## Zutaten für 4 Personen:

- ❖ 4 Chianina-Steaks
- ❖ 1 Zweig Rosmarin
- ❖ 100 g Parmesan-Flocken
- ❖ Chili
- ❖ Thymian
- ❖ Pfeffer

# Verfahren

4. In einer Pfanne mit etwas Öl die Chili und den Rosmarin zum Würzen geben.

5. Die Steaks von beiden Seiten salzen und pfeffern, dann in die Pfanne legen. Kochen Sie 5 Minuten oder wie gewünscht.

6. Mit einem Teil des Salats anrichten. Reiben Sie ein paar Parmesanspäne über die Steaks und mahlen Sie Pfeffer.

# Hackbraten

Zubereitung: 1 Stunde und 30 Minuten

Schwierigkeitsgrad: leicht

## Zutaten für 4 Personen:

- ❖ 800 g Hackfleisch
- ❖ 1 Zwiebel
- ❖ 5 Basilikumblätter
- ❖ 1 Glas Rotwein
- ❖ 50 g Semmelbrösel
- ❖ 100 g Tomatensauce
- ❖ 100 g Prosciutto
- ❖ 1 Karotte
- ❖ Tabasco
- ❖ 3 Eier
- ❖ Petersilie
- ❖ Parmesan
- ❖ Pfeffer

# Verfahren

1. Geben Sie das zerkleinerte Fleisch in eine Schüssel, schlagen Sie die Eier auf und gießen Sie sie in das Fleisch. Fügen Sie Salz, Pfeffer und Tabasco hinzu.

2. Den Prosciutto und die Zwiebel klein schneiden. Fügen Sie sie zusammen mit der Petersilie und dem Parmesankäse zum Hackfleisch hinzu. Mischen Sie alles gut durch und fügen Sie bei Bedarf etwas Milch hinzu.

3. Formen Sie aus dem Teig eine längliche Form, die typische Hackbratenform.

4. In einem Topf mit reichlich Öl die gehackte Karotte, Knoblauch und Basilikum anbraten.

5. Legen Sie den Hackbraten in die Pfanne. Von beiden Seiten gut anbraten, dann den Wein angießen und weitere 10 Minuten garen.

6. Gießen Sie die Tomatensauce, mehr Pfeffer und Salz hinein. Kochen Sie 45 Minuten lang. Dann in Scheiben schneiden und servieren.

# Zicklein in Weißwein

Vorbereitung: 20 Minuten
Schwierigkeitsgrad: leicht

## Zutaten für 4 Personen:

- ❖ 800g Zicklein
- ❖ 2 Zwiebeln
- ❖ 5 Basilikumblätter
- ❖ 4 Gläser Weißwein
- ❖ Worcestersauce
- ❖ Petersilie
- ❖ 1 Lorbeerblatt
- ❖ 1 Zweig Rosmarin
- ❖ Tabasco
- ❖ 1 Blatt Salbei
- ❖ Parmesan
- ❖ Pfeffer

# Verfahren

1. Zum Marinieren des Fleisches den Knoblauch, das Lorbeerblatt, den Salbei, die Petersilie und die Worchestersauce in eine Schüssel geben. Mischen, das Fleisch darin einlegen und 5 Stunden marinieren lassen.

2. Nehmen Sie aus dem Kühlschrank, reinigen und waschen Sie es. Geben Sie es in eine Pfanne mit Öl und Zwiebel und kochen Sie es 5 Minuten lang.

3. Die in Scheiben geschnittenen Möhren dazugeben, einen Deckel auflegen und bei schwacher Hitze 20 Minuten garen.

4. Öffnen Sie den Deckel, gießen Sie den Wein, Tabasco und Rosmarin hinein. Mischen Sie die Zutaten gut, setzen Sie den Deckel wieder auf und kochen Sie 45 Minuten lang.

5. Mit dem Parmesankäse und der Petersilie servieren.

# Rehrücken und Wirsingkohl

Vorbereitung: 30 Minuten

Schwierigkeitsgrad: leicht

## Zutaten für 4 Personen:

- ❖ 800g Rehrücken
- ❖ 1 Knoblauchzehe
- ❖ Ein Zweig Thymian
- ❖ Ein Zweig Rosmarin
- ❖ 1 Blatt Salbei
- ❖ 8 Kohlblätter
- ❖ Pfeffer

# Verfahren

1. Gießen Sie einen halben Liter Wasser in eine Schüssel und ein wenig grobes Salz. Den Rehrücken darin einlegen und 1 Stunde marinieren lassen.

2. Hacken Sie die Zweige von Thymian, Rosmarin und Salbei.

3. Nehmen Sie das Fleisch aus dem Wasser, spülen Sie es ab und legen Sie es auf eine Folie. Mit den gehackten Kräutern belegen und die Folie verschließen. Das Fleisch muss in der Folie gut verschlossen sein.

4. Geben Sie das Fleisch in den Ofen und backen Sie es 40 Minuten lang bei 95 Grad.

5. Geben Sie die Knoblauchzehe in eine Pfanne mit reichlich Öl und braten Sie sie an. Nach 5 Minuten herausnehmen und den Wirsing hinzufügen. Kochen Sie es 3 Minuten lang.

6. Nehmen Sie das Kraut heraus und legen Sie es auf einen Teller. Nehmen Sie das Fleisch aus dem Ofen, legen Sie es in die Pfanne und lassen Sie es weitere 10 Minuten garen.

7. Mit etwas Pfeffer bestreut servieren.

# Putenschnitzel

Vorbereitung: 30 Minuten

Schwierigkeitsgrad: leicht

## Zutaten für 4 Personen:

- ❖ 4 Putenschnitzel
- ❖ 40 g Butter
- ❖ 1 Knoblauchzehe
- ❖ 1 Glas Weißwein
- ❖ 20g Mehl 00
- ❖ 50 g Fontina-Käse
- ❖ 8 Salbeiblätter
- ❖ Paprika
- ❖ Pfeffer

# Verfahren

1. Geben Sie die Butter und die Knoblauchzehe in eine Bratpfanne, um sie anzubraten. Wenn es goldbraun ist, nehmen Sie es heraus.

2. Bestreuen Sie das Fleisch mit Mehl, legen Sie es dann in die Pfanne und kochen Sie es 5 Minuten lang.

3. Geben Sie den Weißwein hinzu und lassen Sie den Alkohol verdampfen. Den Salbei auflegen, den Deckel aufsetzen und 10 Minuten garen.

4. Ziehen Sie den Deckel ab. Geben Sie den gehackten Fontinakäse zum Fleisch. Kochen Sie 10 Minuten lang.

5. Paprika darüber geben und servieren.

# Hühnerauflauf

Zubereitung: 40 Minuten

Schwierigkeitsgrad: leicht

## Zutaten für 4 Personen:

- ❖ 400 g Huhn
- ❖ 400 g Kartoffeln
- ❖ 1 Knoblauchzehe
- ❖ 10g Kapern
- ❖ 20 g grüne Oliven
- ❖ Majoran
- ❖ Curry
- ❖ Rosmarin
- ❖ Pfeffer

# Verfahren

1. Schneiden Sie das Hähnchen in Stücke der gewünschten Größe. Geben Sie es zusammen mit dem Knoblauch, Majoran, Currypulver und Pfeffer in eine Schüssel und lassen Sie es 30 Minuten lang marinieren.

2. In einer Pfanne mit reichlich Öl eine Knoblauchzehe anbraten. Fügen Sie die gewürfelten Kartoffeln hinzu und kochen Sie sie 10 Minuten lang. Fügen Sie den Rosmarin hinzu.

3. Geben Sie das Hähnchen in die Pfanne. Gießen Sie die Marinadeflüssigkeit auf, fügen Sie weitere Gewürze hinzu und kochen Sie 25 Minuten lang.

4. Fügen Sie die Oliven und Kapern hinzu. Weitere 5 Minuten kochen und servieren.

# Hähnchen mit Bier und Speck

Vorbereitung: 50 Minuten

Schwierigkeitsgrad: leicht

## Zutaten für 4 Personen:

- ❖ 800 g Huhn
- ❖ 4 Zwiebeln
- ❖ 1 Knoblauchzehe
- ❖ 4 Lorbeerblätter
- ❖ 40 g Butter
- ❖ 1 Liter Bier
- ❖ 50 g Speck
- ❖ 1 Zweig Rosmarin
- ❖ Pfeffer

# Verfahren

1. Hacken Sie die Zwiebeln und würfeln Sie den Speck. Braten Sie sie in einer Bratpfanne mit Butter.

2. Schneiden Sie das Hähnchen in Stücke der gewünschten Größe. In eine andere Pfanne mit dem Öl und den Kräutern geben. Kochen Sie 20 Minuten lang.

3. Geben Sie den Speck und die Zwiebeln in die Pfanne mit dem Hähnchen. 5 Minuten kochen lassen, dann das Bier eingießen und einen Deckel aufsetzen. Kochen Sie 20 Minuten lang.

4. Wenn das Bier verdampft ist, den Deckel abnehmen und mit gemahlenem Pfeffer servieren.

# Hühner- und Kartoffelpastete

Vorbereitung: 60 Minuten

Schwierigkeitsgrad: leicht

## Zutaten für 4 Personen:

- ❖ 800 g Huhn
- ❖ 400 g Kartoffeln
- ❖ 1 Ei
- ❖ 100 g Parmesankäse
- ❖ 100 g Provolone-Käse
- ❖ 1 Knoblauchzehe
- ❖ 4 Lorbeerblätter
- ❖ 1 Zweig Rosmarin
- ❖ Pfeffer

# Verfahren

1. Kochen Sie die Kartoffeln 30 Minuten lang in einem Topf mit reichlich Salzwasser.

2. In einer Pfanne mit reichlich Öl kochen Sie das Hähnchen 30 Minuten lang mit dem Lorbeerblatt und einem halben Liter Wasser.

3. Nehmen Sie eine Auflaufform, bestreichen Sie den Boden mit etwas Butter und legen Sie das Hähnchen hinein. Geben Sie den gehackten Rosmarin und Pfeffer hinein.

4. Zerdrücken Sie die Kartoffeln mit einem Kartoffelstampfer und geben Sie sie in eine Schüssel. Das Ei aufschlagen, den Parmesankäse reiben und gut verrühren.

5. Schneiden Sie den Provolone-Käse in Scheiben und legen Sie ihn auf das Hähnchen, so dass eine abwechselnde Schicht aus Hähnchen und Käse entsteht. Auf der letzten Schicht verteilen Sie die pürierten Eier und Kartoffeln.

6. Im Backofen bei 180 Grad 30 Minuten lang backen.

# Gegrilltes Lammfleisch

Zubereitung: 40 Minuten

Schwierigkeitsgrad: leicht

## Zutaten für 4 Personen:

- ❖ 8 Lammkoteletts
- ❖ 1 Knoblauchzehe
- ❖ 1 Zweig Rosmarin
- ❖ Pfeffer

# Verfahren

1. Geben Sie Öl, Salz, Pfeffer und gehackten Rosmarin in eine Schüssel. Tauchen Sie die Rippchen darin ein, decken Sie sie mit einem Tuch ab und lassen Sie sie eine halbe Stunde lang ziehen.

2. Nehmen Sie sie heraus und geben Sie sie in eine Bratpfanne. Auf jeder Seite 3 Minuten garen.

3. Mit einer Prise Pfeffer servieren.

# FISCHGERIC HTE

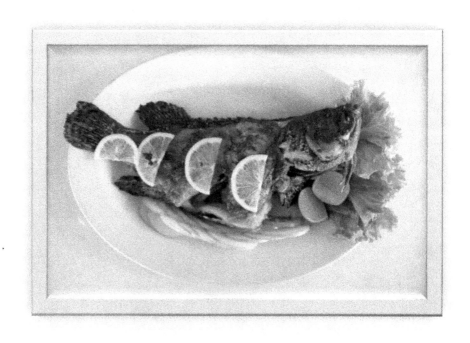

# Gebratener Wolfsbarsch

Zubereitung: 40 Minuten

Schwierigkeitsgrad: leicht

## Zutaten für 4 Personen:

- ❖ 1 1kg Wolfsbarsch
- ❖ 1 Glas Weißwein
- ❖ 2 Knoblauchzehen
- ❖ 1 Lorbeerblatt
- ❖ 1 Zweig Rosmarin
- ❖ Pfeffer
- ❖ Thymian
- ❖ Majoran

# Verfahren

1. Waschen Sie den Wolfsbarsch sorgfältig.

2. Schneiden Sie den Fisch an der Seite ein und stecken Sie einen Rosmarinzweig, den Knoblauch und ein Lorbeerblatt hinein.

3. Legen Sie den Wolfsbarsch in eine ofenfeste Form. Gießen Sie etwas Olivenöl hinein, bis es den Boden füllt, und würzen Sie mit Salz, Pfeffer, Majoran und Thymian.

4. Gießen Sie den Weißwein dazu und lassen Sie den Fisch 15 Minuten ruhen. Dann bei 170 Grad 30 Minuten lang backen.

5. Legen Sie es in eine Schale und servieren Sie es.

# Fischsuppe

Zubereitung: 40 Minuten

Schwierigkeitsgrad: leicht-mittel

## Zutaten für 4 Personen:

- ❖ 8 Shrimps
- ❖ 4 Meeräschen
- ❖ 1 kg Muscheln
- ❖ 1 Seeteufel
- ❖ 1 Staudensellerie
- ❖ 1 Karotte
- ❖ 1 Zwiebel
- ❖ 1 Glas Weißwein
- ❖ 400 g Tomatensauce
- ❖ Pfeffer
- ❖ Petersilie

# Verfahren

1. Reinigen Sie den Fisch. Entfernen Sie die Eingeweide von der Meeräsche und dem Seeteufel, dann entfernen Sie die Gräten. Entfernen Sie die Köpfe und Schalen von den Garnelen.

2. Sellerie, Karotte und Zwiebel in kleine Stücke schneiden. Gießen Sie 1 Liter Wasser, Pfeffer und die Fischabfälle hinein. 2 Stunden lang kochen.

3. Spülen und reinigen Sie die Muscheln. In einen Topf mit reichlich Öl eine Knoblauchzehe und die Muscheln geben. Zudecken und 5 Minuten kochen, bis sich alle Muscheln geöffnet haben.

4. Gießen Sie die Brühe ab und geben Sie sie in einen Topf. Die Tomatensauce, das Kochwasser der Muscheln und den Seeteufel hinzufügen. Kochen Sie 10 Minuten lang.

5. Geben Sie die Rotbarbe und die Garnelen hinein. Weitere 10 Minuten kochen.

6. Zum Schluss die Muscheln hineingeben und 5 Minuten kochen.

7. Schalten Sie die Hitze aus und lassen Sie sie eine Minute lang ruhen. Mit Petersilie und Pfeffer bestreuen und am Tisch servieren.

# Gepfeffert mit Muscheln

Vorbereitung: 10 Minuten

Schwierigkeitsgrad: leicht

## Zutaten für 4 Personen:

- ❖ 1 kg Muscheln
- ❖ 1 Zitrone
- ❖ Petersilie
- ❖ Pfeffer

# Verfahren

1. Reinigen Sie die Muscheln.

2. Geben Sie die Muscheln in einen Topf, mahlen Sie sie mit schwarzem Pfeffer und kochen Sie sie für 8 Minuten.

3. Entsorgen Sie alle Muscheln, die sich nicht geöffnet haben. Die anderen auf Tellern anrichten und mit Petersilie, Zitronensaft und zusätzlichem gemahlenem Pfeffer bestreuen.

# Gratinierte Sardellen

Zubereitung: 40 Minuten

Schwierigkeitsgrad: leicht

## Zutaten für 4 Personen:

- ❖ 400gr Anchovis
- ❖ 100 g Semmelbrösel
- ❖ Petersilie
- ❖ Pfeffer
- ❖ 2 Knoblauchzehen
- ❖ Oregano

# Verfahren

1. Reinigen Sie die Sardellen. Entfernen Sie die Gräten und den Schwanz.

2. Nehmen Sie eine Kuchenform. Füllen Sie es mit Öl und ordnen Sie die Sardellen im Kreis an.

3. Streuen Sie die Petersilie, den Oregano, den gehackten Knoblauch und die Semmelbrösel über die Anchovis.

4. Bei 200 Grad 10 Minuten lang backen.

# Fischfrikadellen

Vorbereitung: 20 Minuten

Schwierigkeitsgrad: leicht

## Zutaten für 4 Personen:

- ❖ 400 g kleiner Fisch
- ❖ 200 g Mehl 00
- ❖ 10 g Bierhefe
- ❖ Erdnussöl
- ❖ Pfeffer

# Verfahren

1. Bereiten Sie den Teig zu, indem Sie die Hefe, das Mehl, einen halben Liter Wasser und das Salz vermischen. Das Ergebnis sollte eine klebrige Mischung sein.

2. Mit einem Tuch abdecken und 1 Stunde lang gehen lassen. Es sollte sein Volumen verdoppeln.

3. Geben Sie den kleinen Fisch in die Mischung. Gut umrühren.

4. In eine Bratpfanne mit reichlich heißem Öl einen Löffel Teig geben. Braten Sie es zwei Minuten lang. Wiederholen Sie den Vorgang mit dem Rest des Teigs.

5. Legen Sie die Pfannkuchen auf einen Teller, der mit einem Blatt Küchenpapier ausgelegt ist. 10 Minuten stehen lassen und servieren.

# Oktopus und Kartoffelsalat

Vorbereitung: 60 Minuten

Schwierigkeitsgrad: leicht

## Zutaten für 4 Personen:

- ❖ 1 kg Oktopus
- ❖ 4 Lorbeerblätter
- ❖ 1 kg Kartoffeln
- ❖ Zitronensaft
- ❖ Thymian
- ❖ Pfeffer

# Verfahren

1. Waschen Sie die Kartoffeln und legen Sie sie in einen Topf mit kochendem Wasser. Kochen Sie sie 30 Minuten lang.

2. Reinigen Sie den Oktopus, spülen Sie ihn ab und entfernen Sie die Augen.

3. In einen Topf das Wasser und die Lorbeerblätter geben. Wenn es kocht, tauchen Sie die Oktopus-Tentakel für einige Sekunden ein. Wiederholen Sie den Vorgang, bis die Tintenfischtentakel eingerollt sind.

4. Tauchen Sie den Oktopus in das kochende Wasser, decken Sie den Topf mit dem Deckel ab und kochen Sie ihn 45 Minuten lang.

5. Lassen Sie die Kartoffeln abtropfen, entfernen Sie die Schale und schneiden Sie sie in Würfel. Mit Öl, Salz und Pfeffer würzen.

6. Nehmen Sie den Oktopus aus dem Wasser, lassen Sie ihn ein paar Minuten abkühlen und schneiden Sie ihn dann von den Tentakeln ausgehend in Stücke.

7. Mischen Sie die Kartoffeln und den Tintenfisch in einer Suppenschüssel. Mehr Öl, Zitronensaft und Thymian hinzufügen. Warm servieren.

# Filets vom Wolfsbarsch mit Zitrone

Vorbereitung: 30 Minuten

Schwierigkeitsgrad: leicht

## Zutaten für 4 Personen:

- ❖ 8 Filets vom Wolfsbarsch
- ❖ 1 Zitrone
- ❖ 1 Knoblauchzehe
- ❖ 1 Glas Weißwein
- ❖ 50 g Mehl 00
- ❖ Petersilie

# Verfahren

1. Bemehlen Sie die Wolfsbarschfilets.

2. Braten Sie die Knoblauchzehe in einer Pfanne mit dem Öl an. Entfernen Sie es, wenn es goldbraun ist.

3. Garen Sie die Wolfsbarschfilets für 2 Minuten pro Seite. Die Zitrone auspressen und weitere 5 Minuten kochen.

4. Nehmen Sie den Fisch aus der Pfanne. Gießen Sie den Weißwein ein und lassen Sie den Alkohol verdampfen.

5. Gießen Sie die Zitronensauce über den Fisch. Mit Petersilie bestreuen und servieren.

# Oktopus und Kichererbsen

Zubereitung: 40 Minuten

Schwierigkeitsgrad: leicht

## Zutaten für 4 Personen:

- ❖ 1 kg Oktopus
- ❖ 500 g Kichererbsen
- ❖ 1 Schalotte
- ❖ 1 Karotte
- ❖ 50 Gramm schwarze Oliven
- ❖ 1 Glas Weißwein
- ❖ Wilder Fenchel

# Verfahren

1. Waschen und reinigen Sie den Oktopus gut.

2. Braten Sie die Karotte und die Schalotte in einer Pfanne mit reichlich Öl an.

3. Fügen Sie den Baby-Oktopus hinzu. 5 Minuten kochen lassen, dann die Kichererbsen dazugeben.

4. Gießen Sie den Weißwein ein und lassen Sie den Alkohol verdampfen. Die schwarzen Oliven hinzufügen, mit einem Deckel abdecken und 30 Minuten lang kochen.

5. Mit etwas wildem Fenchel servieren.

# SWEETS

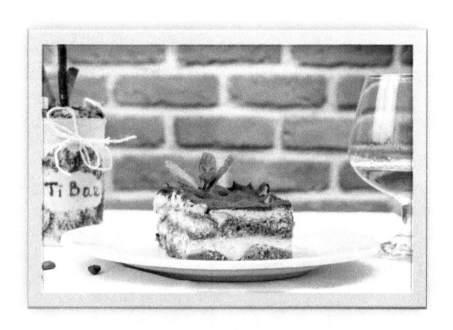

# Erdbeer-Panna-Cotta

Zubereitung: 1 Stunde 40 Minuten

Schwierigkeitsgrad: leicht

## Zutaten für 4 Personen:

- ❖ 500ml Sahne
- ❖ 100ml Milch
- ❖ 400 g Erdbeeren
- ❖ 100 g brauner Zucker
- ❖ 4 Blatt Gelatine

# Verfahren

1. Waschen Sie die Erdbeeren, entfernen Sie den Deckel und lassen Sie sie trocknen. Pürieren Sie sie mit einem Mixer.

2. Gießen Sie die Milch, die Sahne und den Zucker in einen kleinen Kochtopf. Gut umrühren. Köcheln lassen, bis es kocht.

3. Geben Sie die Gelatineblätter und die pürierten Erdbeeren hinzu. Gut mischen.

4. Nehmen Sie einige Förmchen in der gewünschten Form, gießen Sie die Creme hinein und lassen Sie sie 30 Minuten lang abkühlen. Stellen Sie sie dann für 1 Stunde in den Kühlschrank.

5. Nehmen Sie die Panna Cotta aus den Formen und servieren Sie sie mit frischen Erdbeeren.

# Tiramisu

Vorbereitung: 45 Minuten

Schwierigkeitsgrad: leicht

## Zutaten für 4 Personen:

- ❖ 8 Eier
- ❖ 100 g brauner Zucker
- ❖ 400 g Mascarpone-Käse
- ❖ 400g Savoiardi Kekse
- ❖ 4 Tassen Kaffee
- ❖ 50 g Kakao

# Verfahren

1. Schlagen Sie die Eier auf. Trennen Sie das Eigelb vom Eiweiß. Mischen Sie die Eigelbe mit dem Zucker, bis Sie einen weichen Schaum erhalten.

2. Geben Sie den Mascarpone in die Mischung. Gut mischen.

3. In einem anderen Behälter schlagen Sie das Eiweiß steif. Geben Sie die Eigelbe mit dem Zucker nach und nach hinzu und rühren Sie weiter.

4. Weichen Sie die Löffelbiskuits von beiden Seiten in bitterem Kaffee ein.

5. Nehmen Sie eine Backform. Eine Schicht Creme auf den Boden geben und die Löffelbiskuits waagerecht anordnen. Dann mit der Creme bedecken und eine zweite Schicht Löffelbiskuits auflegen. Mit der Sahne obenauf abschließen.

6. Für 2 Stunden in den Kühlschrank stellen. Vor dem Servieren mit etwas ungesüßtem Kakaopulver bestreuen.

# Großmutters Kuchen

<u>Zubereitung: 1 Stunde 20 Minuten</u>

<u>Schwierigkeitsgrad: leicht-mittel</u>

## Zutaten für 4 Personen:

- ❖ 8 Eier
- ❖ 400 g Mehl 00
- ❖ 150 g brauner Zucker
- ❖ 200 g Butter
- ❖ 1 Zitrone
- ❖ 1 Liter Milch
- ❖ 30 g Speisestärke
- ❖ Puderzucker

# Verfahren

1. Geben Sie das Mehl und die Butter in einen Mixer, lassen Sie sie ein paar Sekunden laufen und erstellen Sie eine sandige Mischung.
2. Stürzen Sie die Mischung auf ein Schneidebrett. Machen Sie in der Mitte ein Loch und geben Sie den Zucker, 4 Eier und die Zitronenschale hinein. Gut mischen, einen Brotlaib formen und mit Frischhaltefolie abdecken. Stellen Sie es für 20 Minuten in den Kühlschrank.
3. Geben Sie die Milch in einen kleinen Kochtopf, die Zitronenschale und lassen Sie sie 10 Minuten lang erhitzen.
4. In einer Schüssel die anderen 4 Eier aufschlagen, den Zucker hinzufügen und gut verrühren. Wenn die Mischung gleichmäßig ist, fügen Sie das Mehl und die Speisestärke hinzu.
5. Nehmen Sie die Zitronenschale aus dem Topf und fügen Sie die Eimischung hinzu. Unter ständigem Rühren 10 Minuten weiterkochen, bis sie eindickt.
6. Gießen Sie die Creme in eine Auflaufform und decken Sie sie mit Folie ab.
7. Nehmen Sie den Laib aus dem Kühlschrank, rollen Sie ihn mit einem Nudelholz aus und legen Sie ihn in eine Form. Sorgen Sie dafür, dass die Ränder des Kuchens gut an der Form haften. Gießen Sie die Sahne darüber und schließen Sie sie.
8. Bei 180 Grad 1 Stunde lang backen. Aus dem Ofen nehmen und mit Puderzucker bestreuen.

# Baci di dama

Zubereitung: 2 Stunden 20 Minuten

Schwierigkeitsgrad: leicht-mittel

## Zutaten für 4 Personen:

- ❖ 200 g Butter
- ❖ 400 g Mandelmehl
- ❖ 250 g brauner Zucker
- ❖ 2 Eier
- ❖ 400 g Mehl 00
- ❖ 1 Zitronenschale
- ❖ 400 g dunkle Schokolade

# Verfahren

1. Geben Sie die Butter in Stückchen und den braunen Zucker in einen Planetenmixer. Schalten Sie ihn ein und lassen Sie ihn ein paar Minuten laufen.

2. Geben Sie das Mandelmehl, das Salz und den Eischnee hinzu und lassen Sie den Planetenmischer erneut laufen.

3. Fügen Sie das Mehl hinzu und lassen Sie es absorbieren. Kippen Sie die Mischung dann auf eine Arbeitsfläche. Legen Sie eine Schicht Mehl darauf. Wickeln Sie es in Frischhaltefolie ein und stellen Sie es für 2 Stunden in den Kühlschrank.

4. Legen Sie den Teig auf eine Arbeitsfläche. Rollen Sie den Teig mit einem Nudelholz aus, bis er sehr dünn ist.

5. Schneiden Sie die Streifen in beide Richtungen. Rollen Sie die Würfel in einer Hand und legen Sie sie in eine Auflaufform.

6. Im Backofen bei 180 Grad 15 Minuten backen. Nehmen Sie sie aus dem Ofen, lassen Sie sie abkühlen und geben Sie etwas Schokolade auf die halben Kugeln. Verschließen Sie sie und lassen Sie sie 5 Minuten abkühlen.

# Sbrisolona Torte

Vorbereitung: 50 Minuten

Schwierigkeitsgrad: leicht

## Zutaten für 4 Personen:

- ❖ 200 g Mehl 00
- ❖ 200 g Mandelmehl
- ❖ 200 g Maismehl
- ❖ 2 Eier
- ❖ 300 g Butter
- ❖ 150 g Zucker
- ❖ 40 g Mandeln
- ❖ Hefe
- ❖ Rum
- ❖ Vanilleschote

# Verfahren

1. Geben Sie die Mehle auf eine Arbeitsfläche. Machen Sie in der Mitte eine Vertiefung und geben Sie die Butter, das Salz, die Eier und den Zucker hinein. Kneten Sie mit Ihren Händen.

2. Gießen Sie den Rum und die gehackten Mandeln hinein. Rühren Sie weiter, fügen Sie dann die Vanilleschote hinzu.

3. Wickeln Sie den Teig in Frischhaltefolie ein und stellen Sie ihn für 4 Stunden in den Kühlschrank.

4. Nehmen Sie den Teig aus dem Kühlschrank. Nehmen Sie ein Drahtgitter mit quadratischen Löchern und drücken Sie den Teig darauf. Geben Sie die großen Krümel in eine runde Form und verteilen Sie sie, ohne sie zu zerdrücken.

5. Im Backofen bei 200 Grad 30 Minuten lang backen. Zum Schluss mit Mandeln bestreuen.

# Biancomangiare

Vorbereitung: 50 Minuten

Schwierigkeitsgrad: leicht

## Zutaten für 4 Personen:

- ❖ 400 ml Milch
- ❖ 250 gr. Mandelmehl
- ❖ 100 gr. Zucker
- ❖ 100 ml Schlagsahne
- ❖ 8 gr. Isinglas
- ❖ 1 Vanilleschote
- ❖ 1 Zitrone
- ❖ 10 Mandeln

# Verfahren

1. Verquirlen Sie den Zucker und das Mandelmehl. Geben Sie sie in eine Schüssel, gießen Sie die Milch, die Vanilleschote und die Zitronenschale hinein. Mit Folie abdecken und über Nacht in den Kühlschrank stellen.

2. Legen Sie das Isinglas in Wasser und lassen Sie es weich werden, dann drücken Sie es aus.

3. Gießen Sie die Milch-Mandel-Mischung ab. Geben Sie die entstandene Flüssigkeit in einen kleinen Kochtopf und erhitzen Sie sie mit dem Isinglas 5 Minuten lang. Geben Sie die Schlagsahne obenauf.

4. Gießen Sie die Creme in 4 Förmchen und stellen Sie sie 5 Stunden lang in den Kühlschrank. Nehmen Sie sie heraus und bestreuen Sie sie mit gehackten Mandeln.

# Apfelkuchen

Vorbereitung: 50 Minuten

Schwierigkeitsgrad: leicht

## Zutaten für 4 Personen:

- ❖ 400 gr. Mehl 00
- ❖ 200 g Butter
- ❖ 200 gr. Zucker
- ❖ 4 Eier
- ❖ 1 Zitrone
- ❖ 500 g Äpfel
- ❖ 70 gr. Rosinen
- ❖ 10 trockene Kekse
- ❖ 50 ml Brandy
- ❖ Zimtpulver
- ❖ Puderzucker

# Verfahren

1. Geben Sie die Butter, Eier, Zucker, Zitronenschale und Salz in die Mitte des Mehls. Mischen Sie sie mit den Händen, bis sie weich und glatt ist.

2. Wickeln Sie den Teig in Frischhaltefolie ein und stellen Sie ihn für mindestens 2 Stunden in den Kühlschrank.

3. Schälen Sie die Äpfel und schneiden Sie sie in Scheiben. Mit den Apfelscheiben in einer Schüssel Schichten bilden, dann den Zucker, die Rosinen, den Brandy und den Zimt darauf geben. Mit Folie abdecken und 1 Stunde ruhen lassen.

4. Bestreichen Sie ein Backblech mit Butter. Rollen Sie den Teig aus und bedecken Sie die Form gut. Stechen Sie mit einer Gabel Löcher in den Boden.

5. Bestreuen Sie den Boden mit den zerbröselten Keksen. Decken Sie die Torte mit geflochtenen Teigstreifen ab.

6. Backen Sie die Torte im Ofen 45 Minuten bei 180 Grad. Herausnehmen, abkühlen lassen und mit Puderzucker bestreuen.

# Maritozzo mit Sahne

Vorbereitung: 50 Minuten

Schwierigkeitsgrad: leicht

## Zutaten für 4 Personen:

- ❖ 400 gr. Manitoba-Mehl
- ❖ 50ml Milch
- ❖ 200 gr. Zucker
- ❖ 10 g Bierhefe
- ❖ 2 Eier
- ❖ 1 Orange
- ❖ 50 g Schlagsahne

# Verfahren

1. Geben Sie Milch, Zucker, Eier und Mehl in eine Schüssel.

2. Fügen Sie das Backpulver und eine Orangenzeste hinzu. Mischen Sie gut, bis eine weiche, glatte Masse entsteht.

3. Lassen Sie den Teig 3 Stunden lang gehen. Dann Brötchen formen und weitere 40 Minuten gehen lassen.

4. Die Brötchen mit Milch bestreichen und im Ofen bei 180 Grad 20 Minuten backen. Dann Schlagsahne darauf geben und servieren.

CPSIA information can be obtained
at www.ICGtesting.com
Printed in the USA
LVHW021113120721
692462LV00005B/119